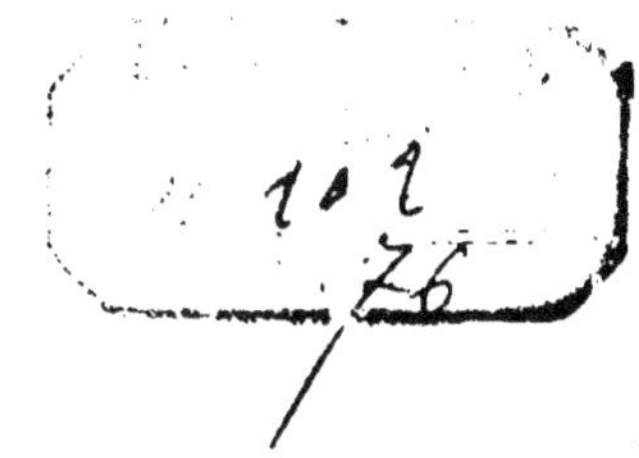

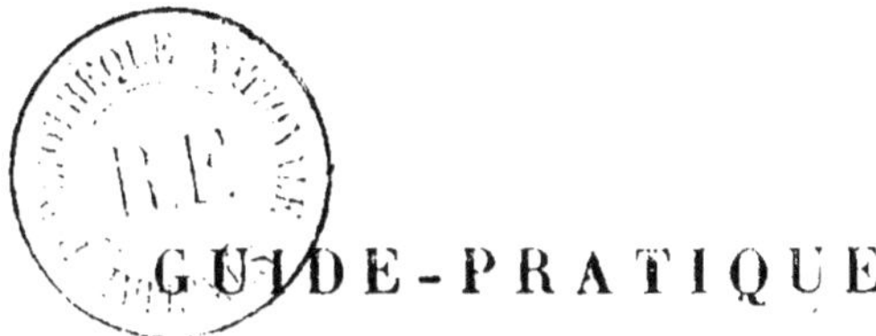

# GUIDE-PRATIQUE

DE LA

# CHÈVRE-NOURRICE

AU POINT DE VUE DE

## L'ALLAITEMENT DES NOUVEAUX-NÉS

A MONSIEUR LE PRÉFET DE LA SEINE.

MONSIEUR LE PRÉFET,

*Un de vos prédécesseurs a soustrait au fléau des épidémies des millions d'hommes.*

*Cet Edile illustre a procuré la lumière du soleil à des millions d'administrés qui ne jouissaient pas même de la lumière d'une étoile.*

*Chacun sait, Monsieur le Préfet, que la question des Nouveaux-Nés est l'objet de votre sollicitude.*

*C'est donc au nom du Passé, du Présent et de l'Avenir de millions d'enfants morts prématurément ou destinés à mourir, que l'auteur de ce simple opuscule vient vous prier, Monsieur le Préfet, de vouloir bien en accepter l'hommage.*

*Veuillez agréer, Monsieur le Préfet, l'assurance de ses sentiments respectueux et dévoués.*

A. BOUDARD.

# GUIDE PRATIQUE

DE LA

# CHÈVRE-NOURRICE

AU POINT DE VUE DE

## L'ALLAITEMENT DES NOUVEAUX-NÉS



PAR A. BOUDARD,

Ancien Interne des Hôpitaux de Paris,
Médecin et Pharmacien, Auteur de plusieurs Mémoires scientifiques, de plusieurs Expertises médico-légales,
Ex-Président de la Société de Pharmacie de la Nièvre.
Membre du Conseil d'hygiène et de salubrité,
Inspecteur des Pharmacies du même département.
Membre de la Société protectrice de l'Enfance pour l'arrondissement de Gannat (Allier),
Agent de surveillance du Service des Enfants assistés du département de la Seine à Gannat (Allier).

DEUXIÈME ÉDITION COMPLÈTEMENT REFONDUE

GANNAT

IMPRIMERIE DIDIER DAUBOURG

1876

A LA MÉMOIRE

DE

MA BONNE LÉONTINE GUINOT

NÉE DELANGLE

A LA MÉMOIRE

DE

MONSIEUR DELANGLE

GARDE DES SCEAUX DE FRANCE

# INTRODUCTION

Le Conseil supérieur des hôpitaux de Paris, les sommités médicales, telles que : MM. A. Guerin, Moissenet, Richer, etc.; de hauts personnages, tels que : MM. Baron Haussmann, Baron de Nervaux, Vautrain, Marquis de Montlaur, Baron de Veauce, sénateur, etc.; de nombreux députés, presque tout le corps médical ; l'Académie de médecine enfin, ayant reconnu que les faits relatés dans la première édition répondaient à un besoin social de premier ordre, il ne reste plus à l'auteur qu'à compléter son œuvre.

L'établissement des Pouponnières, la création de nombreuses Crèches, la formation des Sociétés maternelles, des Sociétés protectrices de l'enfance, viennent chaque jour sanctionner ses travaux.

Plus de nourrices mercenaires, plus de biberon ; moins mourir au seuil de la vie, améliorer les constitutions lymphatiques, scrofuleuses, rachitiques ; éviter, enfin, la contagiosité des maladies transmissibles : tels sont les titres de cette seconde édition à la recommandation de tous sans exception.

# GUIDE PRATIQUE

DE LA

# CHÈVRE-NOURRICE

## CHAPITRE PREMIER

### HISTORIQUE

La chèvre est contemporaine de l'homme sur la terre, on la trouve partout comme pour le suivre et l'aider dans sa triste destinée ; mais, jusqu'ici, l'homme semble la méconnaître, d'autant plus qu'elle est plus disposée à lui être utile.

Cependant, les légendes mythologiques nous représentent Jupiter, le maître des dieux, allaité par la Chèvre-Amalthée et nous montrent les filles de Melissus, roi de Crête, prenant soin de sa naissance.

En astronomie, les constellations qui composent le zodiaque et qui sont figurées par des animaux, nous prouvent l'existence de la chèvre sous le nom de Capricorne :

c'est le signe qui correspond aujourd'hui à notre mois de décembre.

La Chèvre-Amalthée est une étoile brillante, de première grandeur, située dans le ciel sur l'épaule gauche du Cocher.

Les chevreaux sont trois étoiles de la constellation du Cocher, qui forment un triangle isocèle étroit placé près de leur mère.

Enfin, la Corne d'abondance, symbole de l'agriculture et de l'industrie, est une corne de la Chèvre-Amalthée, donnée par Jupiter aux nymphes qui auraient pris soin de sa naissance.

De toutes ces légendes mythologiques, il en ressort un fait pratique fondamental : c'est que la chèvre s'est prêtée, dès les premiers âges, à allaiter certains hommes dans de certaines circonstances.

Ainsi, dès la plus haute antiquité, les Chaldéens, les Perses, les Egyptiens, les Indiens, les Chinois, qui nous ont transmis le zodiaque, ont apprécié les services de la chèvre-nourrice, en lui réservant une place dans le ciel.

En botanique, la famille des caprifoliacées doit son nom à la chèvre, qui manifeste une prédilection pour les nombreuses plantes dont se compose cette famille.

Parmi les oiseaux, la caprimulgées ; parmi les insectes, les capricornes ; parmi les poissons les chevrettes ou crevettes, doivent leur étymologie au mot chèvre.

Les noms de certains ports de mer, de certaines villes, de plusieurs îles, empruntent leur nom au même animal : le port du Bouc, la ville et l'île de Caprée, etc., etc.

En littérature, nous rencontrons à chaque instant la chèvre remplissant son rôle de nourrice.

C'est ainsi que Longus, poëte grec du ve siècle, nous apprend dans son charmant roman de Daphnis et Chloé, que l'un fut allaité par une chèvre et l'autre par une brebis.

En effet, page 67, Chloé fait tenir à Daphnis le serment que voici :

« Jure moi, par ton troupeau et par la » chèvre qui te nourrit et t'allaitât, que tu » ne laisseras jamais Chloé, tant qu'elle » n'aimera autre que toi. »

Ainsi, le ciel, l'air, la terre, les mers renferment les signes héraldiques de la chèvre. L'histoire, la littérature, les sciences, les arts mentionnent ses blasons.

La chimie moderne a voulu ajouter de nouveaux fleurons à sa couronne, en donnant son nom à plusieurs acides gras : (acides caprique, caproïque, etc.).

De nos jours, les cirques utilisent l'intelligence, l'adresse, l'agilité de la chèvre et nous la montrent rivalisant avec les Torero les plus renommés.

Comme antithèse, le Paganisme offre la chèvre en holocauste pour apaiser la colère des dieux, et les Juifs chargent le Bouc-Emissaire de toutes les iniquités humaines en le chassant dans le désert à travers les précipices.

Naguère, la chèvre était encore dédaignée, repoussée par le riche, accueillie, appréciée seulement par le pauvre.

Elle était l'objet de toutes les malédictions des heureux de la ville, conservant seulement l'affection des malheureux de la campagne.

Plus les uns la répudient, plus les autres la recherchent et, selon l'expression de Linné : « elle est au règne animal ce que les » Gramen sont au règne végétal : plus on la » néglige, plus on l'humilie, plus elle rend » de services ; elle est la vie et la ressource » du pauvre ; elle se multiplie d'autant plus » que le riche la maltraite davantage. »

Aujourd'hui, cependant, la nécessité la réhabilite ; c'est à ce besoin impérieux que notre première édition à dû ses succès et c'est à ce même besoin, à cette même nécessité que notre seconde édition devra tout son mérite.

La première chèvre qui vint à Paris, y fut conduite pour allaiter un nouveau-né, dont la mère avait succombé victime des imprudences auxquelles les jeunes mères s'exposent trop souvent après l'accouchement.

L'attachement réciproque de la chèvre pour l'enfant et de l'enfant pour la chèvre fut si bien apprécié par le père, qu'il eut l'idée de faire promener son enfant par la chèvre, attelée à une charmante petite voiture; de là, ces petits équipages traînés par deux ou quatre chèvres, que chacun admire dans nos jardins publics et dont l'origine n'est autre chose, comme on le voit, que le berceau de la chèvre-nourrice.

## CHAPITRE II

### ABANDON DE L'ALLAITEMENT MATERNEL

Si la mode, si la frivolité, si les exigences sociales, parfois même si la complaisance médicale, si la nécessité, enfin, ne détournaient pas la mère du soin d'allaiter son enfant, la mortalité des nouveaux-nés oscillerait entre cinq et dix-huit pour cent, alors qu'elle va s'élevant jusqu'à soixante-dix pour cent, par le fait seul de l'allaitement mercenaire ou artificiel, c'est-à-dire par le fait de l'abandon maternel.

Ces chiffres ont une éloquence qui résiste à toute objection.

Ils sont d'abord l'expression de la plus exacte vérité, ils renferment ensuite la preuve écrite de faits de la plus haute importance (Devilliers, Bertillon).

Ainsi, entre le chiffre cinq minima et le chiffre soixante-dix maxima, on trouve déjà une des grandes causes de notre dépopulation et, comme conséquence naturelle, l'abaissement du niveau de la taille de nos armées. Il faut, en effet, aujourd'hui à la France deux cents ans pour doubler sa population, tandis que cinquante années suffisent à nos voisins. L'alimentation vicieuse du premier âge et la facilité avec laquelle on abandonne son enfant, impriment à sa santé une débilité dont il ne se relève jamais, par la raison bien simple que les premiers soins sont décisifs pour la santé future.

Il est donc fâcheux, à tous les points de vue, de voir la société du XIXe siècle, aller faire emplète, dans un bureau de nourrices, de l'amour et des soins maternels comme d'une marchandise.

Seize fois sur vingt, il est impossible à un médecin consciencieux d'accepter les raisons que donnent les femmes de la classe riche ou aisée pour se décharger des soins qu'une reine se glorifiait de remplir.

Entre les deux chiffres que nous avons cités, on trouve encore la preuve de notre dégénérescence physique et morale, car si la mère qui allaite son enfant lui transmet ses qualités, quelles qualités un enfant peut-il trouver dans le fond d'un biberon ?

Dans l'alimentation mercenaire, il peut bien rencontrer les qualités d'une femme, mais ces qualités sont loin de représenter celles d'une mère.

Il ne faut pas confondre une nourrice avec une mère et encore moins la comparer. La nourrice peut donner la vie du corps, mais jamais celle de l'âme ; tandis que la mère donne toujours l'une et l'autre ; elle donne sa vie et son amour en même temps. Si on admet la dégénérescence physique et morale, il faut nécessairement en attribuer une bonne part à l'abandon de l'allaitement maternel.

Rien ne saurait donc équivaloir à l'allaitement maternel, et la meilleure nourrice ne peut remplir que la moitié du mandat maternel.

Au point de vue naturel, nous admettons qu'une mère doit toujours allaiter son enfant, à moins de circonstances exceptionnelles et de force majeure.

Mais, à part ces circonstances rares, exceptionnelles et de force majeure, elle se doit toute entière à son enfant qui la réclame pour lui tout seul !...

Au point de vue social, toutes les fois qu'elle le peut, elle doit nourrir son enfant, et il y a toujours avantage pour elle et pour lui.

Quand elle ne remplit pas ce devoir, il y a toujours un triple désavantage social, pour son enfant d'abord, pour elle ensuite ; puis, pour l'enfant de la nourrice qui lui vend son sein (Monot).

En attendant, notre race dégénère et l'on peut dire que, dans nos classes riches, les jeunes filles sont incapables d'être femmes ; les femmes incapables d'être mères ; les mères incapables d'être nourrices.

Dans ces mêmes classes, les jeunes gens sont incapables de faire des hommes ; les hommes incapables de faire des maris ; les maris incapables d'être pères.

Mais, puisque des frivolités, des questions de modes agissent en sens inverse des lois naturelles qui obligent les mères à allaiter leurs enfants, il faut donc réagir contre ces frivolités, contre ces questions de modes, en nous rapprochant le plus possible des lois naturelles et en permettant à la mère de procurer au moins à son enfant la vie de l'âme, chaque fois qu'elle ne voudra pas ou ne pourra pas lui procurer la vie du corps.

## CHAPITRE III

### DE L'ALLAITEMENT MERCENAIRE

On admet généralement qu'une bonne nourrice sur lieu, ou même à la campagne, peut suppléer, sinon complètement, au moins très-approximativement la mère de l'enfant qui lui a été confié.

Déjà, on oublie trop facilement que la nourrice se vend et n'offre pas son concours comme le ferait bénévolement toute femme qui rend service à sa semblable.

On oublie même qu'en vendant son sein à autrui, cette nourrice mercenaire exerce une véritable industrie, qui vient altérer les qualités physiques qu'elle peut avoir pour la vie du corps de l'enfant, et qui vient, de plus, lui procurer des vices moraux qu'elle peut ne pas avoir comme femme, mais qu'elle peut acquérir, commercialement parlant, comme nourrice.

La nourrice sur lieu, qui semble offrir les conditions les plus favorables, ne tarde pas à présenter des modifications profondes dans la quantité et dans la qualité de son lait. Ces modifications qui ne sont apparentes, ni pour les parents ni pour le public, n'existent pas moins et sont très-saillantes pour le physiologiste.

Pense-t-on qu'une nourrice qui vient de quitter son village, son mari, ses enfants, son ménage, qui change subitement de milieu, d'habitudes, de nourriture, dont la vie est totalement bouleversée, pense-t-on que cette nourrice va offrir un lait uniforme, identique dans sa qualité et dans sa quantité ?

Dans ce nouveau milieu, avec de nouvelles habitudes, son lait restera-t-il toujours le même ?

Ne variera-t-il pas avec les impressions reçues ?

Pensez-vous que les nouvelles du pays, bonnes ou mauvaises, ne viendront pas le modifier chaque fois ?

L'inquiétude, le chagrin, le plaisir même, la cupidité viendront, à chaque instant, altérer les qualités de cette nourrice, au grand préjudice de la santé future de l'enfant. Mais, enfin, nous convenons que sous la surveillance des parents, elle peut rendre quelques services et procurer à l'enfant une santé relative.

La nourrice à la campagne, elle, celle qui emporte votre enfant avec elle, chez elle, pour l'allaiter, le nourrir, le soigner à sa façon, loin de toute surveillance, cette femme-là, ce n'est plus un commerce, une industrie qu'elle exerce, c'est un métier sans nom, qui peut aller jusqu'à vous faire payer de prétendus soins prodigués jour et nuit à votre enfant, qui n'existe déjà plus que par la grâce de Dieu.

Dès qu'un nouveau-né est déposé par sa mère entre les bras d'une nourrice semblable, celle-ci commence par le couvrir de baisers tant qu'elle se trouve en présence de la mère. Elle l'aime déjà, dit-elle, autant que son propre enfant et, pour peu que la mère reste un instant encore auprès de son enfant qu'elle ne quitte qu'à regret, cette nourrice lui affirmera encore, avant de partir, qu'elle aime déjà son nourrisson mieux que son propre enfant.

En effet, celui-là va lui rapporter, tandis que le sien ne lui rapporte rien, et elle obtiendra d'autant plus qu'elle saura mieux afficher une sollicitude intéressée.

Ces mensonges calculés la pénètrent tellement, que son ton, son accent, ses baisers en imposent toujours, même à la pauvre mère.

Cette prise de possession est nécessaire pour disposer la mère en faveur de la nourrice, mais ne prouve absolument rien quant aux soins futurs que recevra l'enfant.

Rentrée chez elle, la nourrice garrotte, puis jette l'enfant sur un lit et vaque à ses affaires. Dès que l'enfant vient à crier, après un sommeil plus ou moins interrompu par la faim, la nourrice lui donne le sein si son ouvrage est terminé; si non, ce ne sera qu'après avoir tout fini.

Bien avant que l'enfant ait eu le temps de prendre la quantité de lait qu'il espérait, il sent le sein lui échapper et se voit transporter de nouveau sur son lit; nous passons sous silence les soins de propreté qui sont d'exception et non de règle. Ces nourrices ne se préoccupent des enfants qui leurs sont confiés qu'autant que leurs affaires au dedans et au dehors n'en souffrent pas.

Ont-elles besoin de porter à manger à leurs maris, qui travaillent aux champs plus ou moins loin, l'enfant doit attendre leur retour.

Un marché, une foire voisine, peuvent les retenir une journée entière hors du logis, et l'enfant reçoit le sein très-irrégulièrement et n'y trouve souvent qu'un lait fiévreux, échauffé, dont la quantité diminue sensiblement et rapidement, en raison du travail que ces nourrices ne veulent pas négliger et des absences prolongées dont elles ne veulent pas se priver.

Pour remédier à cette perte prématurée de son lait, et pour obtenir un sommeil plus prolongé qui lui permettra de s'absenter plus longtemps, la nourrice mercenaire ne tarde pas à gorger son nourrisson d'une soupe plus ou moins indigeste et pour laquelle les organes de l'enfant sont loin d'être préparés.

Elevé dans de telles conditions, il ne tarde pas à mourir ou à traîner une vie languissante; s'il survit et qu'il soit dans de bonnes conditions, on peut affirmer qu'il le doit plutôt à Dieu qu'aux soins de sa nourrice.

La Mort, qui en prélève soixante-dix pour cent, alors qu'elle ne réclame que cinq pour cent, quand la mère allaite elle-même, sait seule tout ce qui se passe.

Elle nous reproche même de passer sous silence les mauvais traitements, les nombreux accidents, les brûlures, les blessures, etc., etc. : voilà pour la question physique. Moralement parlant, l'enfant confié à une nourrice de la campagne, non-seulement ne reçoit rien, mais reçoit tout le contraire et, quand il rentre au sein de sa famille, il y revient souvent aussi difforme au moral qu'au physique.

## CHAPITRE IV

### DE L'ALLAITEMENT ARTIFICIEL

Jusqu'ici, dans cette grave question, l'erreur consiste à prendre l'exception pour la règle.

Les malheureuses mères, trop pauvres pour se procurer à chaque instant du bon lait, se figurent pouvoir élever leur enfant au biberon, parce que quelques familles peuvent se procurer du lait toujours frais, toujours pur et à une température à peu près uniforme.

Neuf fois sur dix, la Mort vient confirmer nos dires et, si elle pouvait parler, elle tiendrait aux jeunes mères à peu près ce langage :

« Malheureuses que vous êtes, sachez » donc que le lait est un aliment destiné au » premier âge et que, pour cet âge, il est » fabriqué d'une manière toute spéciale et » par des organes spéciaux.

« Chaque mère secrète un lait particulier » pour son propre enfant, et elle le fabrique » avec des qualités en rapport avec les » besoins et l'âge de son enfant. De plus, » il est extrêmement difficile, pour la plu- » part des petits ménages, de se procurer » du bon lait.

» A Paris et dans les grands centres, on » ne trouve que du lait de vaches et il est » constamment mauvais.

» Les animaux qui le produisent sont » presque toujours renfermés dans des » étables étroites, mal aérées, d'où ils ne » sortent jamais.

» Le manque d'exercice, le genre de nour- » riture, autant que la viciation de l'air

» qu'ils respirent continuellement, rendent
» ces animaux fréquemment et prompte-
» ment phthisiques.

» Si l'on considère que la phthisie (tubercu-
» lose pulmonaire) et la fièvre thyphoïde
» (tuberculose intestinale), moissonnent
» plus de la moitié de la population des
» grandes villes, il faut admettre qu'il y a
» une relation intime entre le chiffre des
» malheureux qui succombent à la fleur de
» l'âge et cette immense consommation de
» mauvais lait, dont la quantité dépasse, à
» Paris, cent mille litres par jour ou plus
» de mille hectolitres (Chevalier), et je vous
» en parle savamment, dit la Mort.

» Dans la plupart des cas, les tuberculo-
» ses du poumon et de l'intestin, chez la
» jeunesse, sont la conséquence de la tuber-
» culose de l'animal !

» *A fortiori*, quand un pareil lait est
» destiné à alimenter un biberon, comment
» voulez-vous que je ne moissonne pas neuf
» enfants sur dix ?

» Et si le doute pouvait encore exister
» dans l'esprit de quelques mères, je pour-
» rais ajouter : quel est le médecin sérieux
» observateur qui, dans sa pratique, n'a pas
» été à même d'observer la contagion de la
» phthisie par l'atmosphère d'une alcôve ?

» Ainsi, un jeune couple entre en ménage,
» l'un des deux conjoints est phthisique,
» mais le mal n'est pas assez confirmé avant

» le mariage pour en empêcher la réalisation ; supposons que ce soit le mari : la jeune femme, elle, offre une santé parfaite ; jamais dans sa famille aucun cas de phthisie n'a été constaté.

» Le jeune homme, au contraire, présente quelques doutes. Trois mois après son mariage il succombe d'une phthisie bien confirmée, malgré tous les soins de sa jeune épouse qui a voulu continuer à partager sa couche.

» Pendant trois mois, la jeune femme a donc *respiré* l'air *expiré* par son mari. Deux, trois mois après l'avoir perdu, un peu plus, un peu moins, la jeune femme succombe à son tour, victime de son dévouement.

» Sans me prévaloir d'aucune notion médicale que je pourrais cependant revendiquer, dit la Mort, si le fait est vrai par l'intermédiaire de l'air expiré, comment ne pas admettre que le même fait ne puisse se produire par l'ingestion quotidienne d'un lait provenant d'animaux atteints de la même maladie, surtout quand vous devez savoir que le lait est la reproduction fidèle d'une constitution bonne ou mauvaise.

» A plus forte raison, quand un pareil lait sert à alimenter un biberon. Mais là ne se borneront pas mes observations.

» Puisque, jeunes mères, vous avez dai-

» gné m'écouter jusqu'ici, permettez-moi de » vous soumettre encore un dernier conseil :

» Moi, la Mort, je ne suis qu'un trait-» d'union entre la vie et une autre vie ; je » termine et je commence deux existences.

» Je suis l'anneau qui ferme la vie terres-» tre et l'anneau qui commence la vie » future.

» Ma faulx ne doit moissonner que sur la » dernière marche et non sur le seuil de la » vie terrestre ; l'homme est détruit plutôt » qu'il ne meurt et, dès le premier jour de » sa naissance, vous aiguisez prématuré-» ment, par vos fautes, le tranchant de mon » dard.

» Le premier, le plus précieux, le type de » tous les aliments, le lait, la nature bien-» faisante l'apprête elle-même pour satis-» faire aux premiers besoins de la vie ; mais » elle ne permet pas qu'on y touche sans » l'altérer.

» C'est donc à la source même qu'il faut » aller puiser ce premier de tous les ali-» ments pour la première enfance, et encore » faut-il que cette source ne soit point sus-» ceptible d'être altérée, d'être troublée » dans ces cryptes mystérieuses par des » infiltrations morbides.

» Sorti des glandes mammaires, il perd » une température normale, spécifique, que » vous ne sauriez lui rendre.

» Exposé à l'air, il perd des qualités inti-

» mes, irrécouvrables, et vous n'introduisez
» dans le biberon que des produits nou-
» veaux sans cohésion, sans union entre-
» eux (acide butyrique, caséïne, lactine).

» Sachez donc et n'oubliez jamais que le
» lait vit dans la glande qui le produit, qu'il
» meurt dès qu'il en est sorti et que, par
» conséquent, le nouveau-né boit la vie ou
» la mort, selon que vous lui présentez un
» sein à téter ou un biberon à sucer.

» Imitez les nymphes qui prirent soin de
» la naissance du maître des dieux.

» Elles firent boire Jupiter à la coupe
» même de la vie en lui faisant téter la Chè-
» vre-Amalthée, mais elles se gardèrent
» bien de lui faire sucer un biberon. »

## CHAPITRE V

### DE LA CHÈVRE-NOURRICE

Malgré les titres de noblesse que la chèvre possède dans ses archives et qui prouvent en faveur de ses qualités particulieres comme nourrice, elle n'a en aucune façon, la prétention de remplacer avantageusement la mère qui veut bien et qui peut allaiter son enfant. Mais, en dehors de ces deux conditions, c'est-à-dire quand la jeune mère ne veut pas ou ne peut pas allaiter son enfant, la chèvre-nourrice a la prétention de suppléer avantageusement la mère, avec toutes les conditions d'une bonne nourrice sur lieu, sans aucun de ses nombreux inconvénients, en conservant à la mère toute sa direction morale, qu'elle ne peut pas toujours exercer librement avec une nourrice auprès d'elle.

De tous les mammifères, la chèvre est l'animal qui se prête mieux que tout autre pour remplir les fonctions d'une excellente nourrice.

Dans la campagne, dans une famille, même riche, quand une circonstance fortuite, un malheur, vient à priver une mère du soin d'allaiter son enfant, on a recours plutôt à une chèvre qu'à une nourrice même sur lieu (de Champrobert).

En effet, dans l'espace d'un mois, il arrive souvent qu'on est obligé de changer jusqu'à deux et trois fois de nourrice, au grand préjudice de l'enfant. La chèvre n'expose jamais à de pareils mécomptes ; elle permet à la mère de prodiguer à son enfant tous les soins maternels à l'exception de son sein ; mais, en dehors de là, elle reste sa mère, elle peut le couver tout à son aise sans être trompée par une nourrice qui ne manque jamais, à son insu, de faire tout le contraire de ce qui lui a été prescrit.

Le premier sourire de son enfant, ce sourire primitif, ce fluide harmonique, la mère le reçoit, et l'union de deux âmes s'établit.

Le premier baiser, c'est encore la mère qui le reçoit. Avant même que l'enfant ne puisse le donner, la mère le sollicite, l'appelle, le voit venir et savoure cette émanation d'en haut qui vient prendre corps ici bas.

Une nourrice étrangère, au contraire, attend que ce baiser vienne, souvent même elle le retarde, et quand il vient à se montrer sur les lèvres de l'enfant où personne ne l'attend, il s'élance dans l'espace à la recherche d'une mère qu'il évoque en vain, à la façon d'une âme en quête d'un corps qu'elle ne rencontre pas !......

La chèvre, elle, ne s'oppose pas à ces communions, elle les favorise par le prompt développement qu'elle procure à l'enfant.

Ainsi, la chèvre-nourrice permet à la jeune mère d'exercer, de prodiguer, sans entraves, tous ses soins moraux, hygiéniques. La chèvre se réservant de fournir à l'enfant, jour et nuit et à chaque instant, un lait pur, sain et abondant.

Cet exposé synthétique que nous allons analyser, renferme déjà toute la question et suffirait pour éclairer nos confrères qui n'ont pas souvent l'occasion d'observer des faits semblables.

Ce n'est donc que pour les jeunes mères que nous allons analyser les qualités de la chèvre-nourrice, qualités d'autant plus précieuses, qu'elles ne sont accompagnées d'aucun inconvénient.

Trois semaines après avoir mis bas ses chevreaux, c'est-à-dire vers la fin de mai, la chèvre offre abondamment un lait toujours pur, toujours sain et dont la composition chimique est presque identique avec celui de la jeune mère.

Il en diffère seulement par une densité un peu plus grande et par une quantité de principes salins un peu plus forte ; cette différence milite tout en sa faveur. Par sa densité, il est plus tonique, et par ses sels, il favorise l'évolution dentaire et le développement du système osseux.

Ces observations pratiques sont tellement justes, que les enfants allaités par la chèvre traversent, sans accidents, les phases de la dentition ; alors que ce travail ne s'effectue jamais sans convulsions, sans diarrhée, plus ou moins graves, chez les enfants allaités soit par leur mère, soit par une nourrice mercenaire.

La nourrice sur lieu ou à la campagne, au contraire, offre un lait plus âgé, plus aqueux, par conséquent moins tonique, dépourvu souvent ou renfermant ordinairement peu de principes salins.

Il peut varier à chaque instant de qualité et de quantité, selon l'alimentation et selon les impressions reçues.

Il peut même renfermer des principes contagieux, rachitiques, scrofuleux, etc., qui sont transmis avec son lait.

La chèvre ne donne jamais aucune appréhension sur ces différents points de la plus haute importance médicale, et qui dominent, pour ainsi dire, toute la question.

Peu sujette, pour ne pas dire exempte de maladies, la chèvre offre encore cet avantage sur la nourrice la mieux portante, dont la moindre indisposition altère profondément la lactation, au grand préjudice de son nourrisson ; tandis que la chèvre offre une lactation abondante, constante, normale et toujours fixe.

Elle donne même un bon lait jusqu'au dernier mois de sa gestation, alors que dès le premier mois d'une grossesse, la nourrice ne peut plus offrir son sein sans danger pour le nouveau-né.

Qualité normale, abondance, stabilité, fixité : tels sont les avantages de la chèvre-nourrice.

Qualité douteuse, abondance relative, instabilité, variabilité : tels sont les inconvénients de la nourrice de premier choix.

Deux enfants, deux jumeaux, peuvent être

allaités facilement par la même chèvre; tandis qu'ils ne peuvent être allaités sans difficultés par la même nourrice.

A tous ces avantages, il en est un autre que possède la chèvre-nourrice et qui l'imposera toujours quand le médecin aura à craindre ou à soupçonner seulement un vice constitutionnel transmissible.

Ainsi, un nouveau-né peut offrir en naissant le germe apparent ou latent d'une maladie contagieuse qu'il transmettra sûrement à sa mère, si elle lui donne le sein, ou à la nourrice qui le lui donnera.

D'un autre côté, une nourrice saine aujourd'hui, peut demain devenir malsaine. Elle transmettra alors infailliblement à un enfant sain, le germe de la maladie dont elle est atteinte. La chèvre offre toute sécurité dans les deux cas et un avantage précieux dans le premier.

Il n'y a pas à craindre d'abord qu'elle communique aucune maladie à un enfant, par la raison qu'elle n'en peut contracter aucune, puisqu'elle est réfractaire à la syphilis constitutionnelle, la plus redoutable de toutes les maladies virulentes; d'un autre côté, non-seulement elle est réfractaire et ne contracte aucune des maladies transmissibles dont un nouveau-né peut être atteint en naissant, mais son lait, en dehors de ses qualités, jouit de la propriété de guérir la syphilis constitutionnelle des nouveaux-nés par l'allaitement direct, comme on le verra dans le chapitre des observations. Enfin, la chèvre-nourrice réalise les quatorze commandements hygiéniques de M. le Docteur Devilliers.

Analyse comparative du lait de la chèvre avec celui d'une nourrice
*(à deux mois de lactation).*

| | CHÈVRE | NOURRICE |
|---|---|---|
| Eau. . . . . . | 880.28 | 889.28 |
| Beurre . . . . | 39.43 | 25.03 |
| Caseïne. . . . | 29.86 | 38.57 |
| Sucre . . . . . | 43.04 | 45.84 |
| Sels. . . . . . | 7.39 | 1.28 |
| | 1.000.00 | 1.000.00 |

Vernois et Becquerel.

## CHAPITRE VI

### DU CHOIX DE LA CHÈVRE-NOURRICE

Toutes les espèces de chèvres pourraient se prêter à allaiter les nouveaux-nés que nous confions à des nourrices.

Ces espèces, peu nombreuses (douze environ), varient entre elles et l'espèce dite commune ou domestique est préférable en raison de ses rapports avec la famille.

Mais la variété blanche, sans cornes, (dite cachemirienne), doit avoir la préférence et la conservera toujours :

1° Parce qu'elle n'a pas de cornes ;

2° Parce que la douceur de ses mœurs la rend susceptible d'un attachement manifeste ;

3° Parce que son lait est sans odeur et se rapproche le plus de celui de la femme ;

4° Enfin, parce que, sans armes pour se défendre, elle se complait dans la société de l'homme et préfère la stabulation qui la protége à la liberté qui l'expose à ses ennemis. La blancheur de sa robe, ses grands yeux ronds, son regard tendre, la conformation de ses tétines, dont le trayon mieux conformé souvent que le mamelon de certaines nourrices, tout concourt à lui assurer une préférence sans rivale.

Sur nos indications, l'Assistance publique de Paris a fait choix de cette espèce et on peut voir, à l'Hôtel-Dieu, une chèvre blanche, sans cornes, allaitant des nouveaux-nés.

La crédulité publique accueille encore des contes fantastiques sur les propriétés du lait de chèvre :

Les anciens ont prétendu que l'enfant

allaité par une chèvre conservait des habitudes capriformes ; des modernes prétendent encore que des habitudes gymnasiarques résultent de l'allaitement par la chèvre.

Il est vrai que la chèvre, élevée en liberté et à laquelle on s'est adressé pour les premiers besoins, a pu faire partager à son nourrisson un tempérament nerveux en raison de son lait essentiellement tonique.

Cela est vrai et il devait en être ainsi ; mais aujourd'hui que nous gorgeons nos enfants de toniques, d'anti-scorbutiques, etc., que nous dressons des gymnases dans tous nos lycées pour nos adultes, c'est probablement pour développer les organes qui manquent de souplesse, de vitalité !

Eh bien ! les anciens ont trouvé naturellement ce que nous cherchons en vain artificiellement.

Il est évident qu'en s'adressant à un animal d'un tempérament chaud, nerveux, vivant en liberté et se nourrissant exclusivement de sommités fleuries, de plantes aromatiques, de bourgeons, etc., il devait offrir un lait essentiellement tonique et extrêmement favorable à un nouveau-né ; cependant, malgré cela, dans aucun cas, nos pères n'ont eu à s'en plaindre.

Aujourd'hui, qu'il est question de chèvres blanches, sans cornes, vivant en domesticité et recevant une nourriture moins aromatique, les propriétés toniques du lait de l'animal se trouvent heureusement modifiées, si toutefois elles sont plus à craindre qu'à désirer.

De tous ces contes fantastiques, il reste donc un fait certain, c'est que le lait de chèvre est plus tonique, plus excitant et par conséquent meilleur pour ainsi dire que celui de beaucoup de femmes.

Il est donc bien évident que les chèvres élevées en liberté, broûtant des plantes odoriférantes telles que : thym, sauge, serpolet, chèvrefeuille, clématite, graminées, labiées, ombellifér ées, etc., se fabriqueront un tempérament nerveux avec un sang chaud.

Mais, ces mêmes animaux, élevés en domesticité, avec une nourriture moins tonique, plus amylacée, se fabriqueront des muscles, de la graisse avec un sang plus tempéré.

« Dis-moi ce que tu manges, a dit Brillat-Savarin, et je te dirai qui tu es. »

La physiologie nous indique, en effet, la manière certaine de faire à volonté de la graisse, des muscles ou de développer exclusivement le système nerveux chez les animaux domestiques. Les éleveurs le savent et savent encore mieux en tirer parti à leur profit. Les Anglais, avec leur cheval de course et les Normands avec leur cheval de trait, nous en donnent des exemples frappants.

Sans rien lui enlever de ses qualités

naturelles, le lait de chèvre convient donc déjà merveilleusement pour les enfants issus de parents lymphatiques, scrofuleux, rachitiques, etc.

Si, d'un autre côté, on veut bien admettre ce qui est vrai, qu'en domesticité, en stabulation, bien nourrie avec des plantes fourragères, potagères, des racines sucrées, amylacées, des débris végétaux, du son, de la farine humectée, des tourteaux, etc., les qualités du lait de la chèvre viendront à se modifier avantageusement pour la constitution des enfants issus de parents nerveux, sanguins, impressionnables, on aura le cercle complet de la vie, c'est-à-dire les *desiderata* de notre société actuelle.

Est-il nécessaire maintenant d'énumérer de nouveaux développements en faveur des améliorations physiques que peut nous procurer la chèvre-nourrice pour l'allaitement des nouveaux-nés ?

De deux choses l'une : La chèvre-nourrice convient ou ne convient pas pour l'allaitement direct avec le concours de la propre mère.

Si elle convient, il faut l'adopter sans restriction, en s'appuyant sur les faits acquis.

Si elle ne convient pas, il faut nier que nous voyons tous les jours des chèvres distribuant à domicile, en tout pays, leur lait si recherché !

Il faut nier que pas une seule personne n'a jamais été allaitée directement par une chèvre ; que pas une seule mère ne s'est fait aider par elle pour allaiter son enfant ; il faut nier enfin l'évidence la plus évidente ; car tout lecteur, de près ou de loin, n'est pas sans connaître une ou plusieurs personnes qui ne doivent leur bonne constitution à l'intervention de la chèvre-nourrice. Commençons enfin par moins mourir au seuil de la vie et par notre faute ; commençons par améliorer notre physique et notre moral qui en ont tant besoin, et tout cela déjà tout simplement par l'intervention bien comprise, bien raisonnée de la chèvre qui a fait ses preuves.

Elle suppléera, en effet, la jeune mère présente, absente ou malade.

Présente, elle l'aidera si sa tâche est au-dessus de ses forces :

1° Directement en donnant son lait la nuit comme le jour ;

2° Indirectement en offrant son lait toujours frais, toujours pur, au fur et à mesure des besoins ;

3° En permettant dans l'un et l'autre cas à la mère de prodiguer à son enfant tous les soins hygiéniques et moraux.

Absente, elle la remplacera physiquement et une âme charitable lui procurera les soins moraux.

Pour arriver à ce résultat, on choisira

donc une chèvre blanche, sans cornes, espèce cachemire, âgée de trois ans au moins et de huit ans au plus, ayant les mamelles développées, le trayon effilé, semblable au mamelon le mieux fait et, s'il se peut, ayant déjà rempli le rôle de nourrice.

## CHAPITRE VII

### ÉCONOMIE DE LA CHÈVRE-NOURRICE

Les avantages de la chèvre ne se bornent pas à la supériorité de son lait et à ce don précieux d'être réfractaire aux maladies contagieuses, elle est, de plus, d'une économie notable et facile à constater.

Une nourrice, sur lieu, ne coûte pas moins, au minimum, de 40 francs par mois pour gages et de 40 francs par mois pour nourriture, soit 80 francs par mois ou 800 francs pour dix mois, sans faire entrer en ligne de compte les cadeaux multiples et obligatoires.

La chèvre-nourrice coûte, aujourd'hui, toute dressée, 100 francs et 15 francs de nourriture par mois ; pour dix mois, soit 150 francs, qui, réunis à son prix d'achat, donnent un total de 250 francs.

Comme cadeaux, elle ne réclame que des soins, des attentions, des caresses dont elle est toujours reconnaissante.

Elle peut allaiter deux enfants en même temps et tous ceux d'une famille successivement. Quand elle n'allaite qu'un seul enfant, le surplus de son lait (car l'enfant ne consomme pas tout), vient, comme surcroît, alimenter la famille et la dispenser de recourir au lait falsifié pour les besoins du ménage.

Après neuf ou dix mois de services rendus, son prix d'achat et celui de sa nourriture seront grandement compensés, et d'autant plus qu'on pourra la céder à des conditions qui ne feront que croître jusqu'à l'âge de dix ans.

Du commencement de mai jusqu'à la fin de juillet, elle donne en moyenne trois litres de lait qui se réduisent à deux litres jusqu'à la fin octobre ; d'octobre jusqu'en janvier, cette quantité se réduit à un litre et quand l'animal est bien nourri, surtout avec des pommes de terre cuites, avec du son, de la farine, cette quantité se maintient jusqu'à fin de février, époque à laquelle la lactation cesse. Cette lactation reprend toute son activité en mai, alors qu'on lui a retiré les chevreaux qu'elle a mis bas en mars ou avril, selon qu'elle aura été couverte en octobre ou novembre, car elle porte cinq mois. Utilisée en mai, elle peut donc conduire un enfant jusqu'au sevrage très-facilement, utilisée en juillet, août, elle conduit son élève volontiers jusqu'à la première dentition, époque à laquelle il peut commencer à manger.

Enfin, utilisee en octobre, elle aura encore pendant cinq mois autant de lait que la meilleure nourrice.

Pour les grands établissements hospitaliers, plusieurs chèvres couvertes, à différentes époques, fourniront constamment du lait. Car, quand l'une commence à faire défaut, une seconde aura encore du lait, alors qu'une troisième viendra à mettre bas et se trouver en pleine lactation.

Mais, pour un particulier, une seule chèvre suffit amplement à tous les besoins d'un nouveau-né, même la nuit, dans les premiers jours, comme nous l'avons dit ; à la condition toutefois de ne réclamer ses services que depuis mai jusqu'en octobre.

Neuf ou dix mois de l'année on peut donc utiliser le lait de la chèvre, soit pour l'allaitement direct ou complet ;

Soit pour l'allaitement mixte, c'est-à-dire partagé avec la mère ;

Soit enfin pour l'allaitement artificiel, avec cet avantage que l'on peut traire le lait au fur et à mesure des besoins : ce qui est bien préférable au biberon. Avec le concours de la chèvre bien compris, les grands établissements hospitaliers réaliseront un bénéfice de cinquante pour cent sur le prix de revient des nourrices mercenaires, et constateront un bénéfice de cinquante pour cent sur la mortalité des nouveaux-nés !.... aussitôt qu'ils le voudront.

## CHAPITRE VIII

### MŒURS DE LA CHÈVRE

Dans son immortel ouvrage, voici comment s'exprime Buffon : « Naturellement, » la chèvre a plus de sentiment et de res- » source que tout autre animal domestique ; » elle vient à l'homme volontiers ; elle se » familiarise aisément ; elle est sensible » aux caresses et susceptible d'attache- » ment pour les enfants qu'elle allaite » volontiers. »

Dans son dictionnaire d'histoire naturelle, M. E. Guérin est plus explicite encore :

« De tous les animaux, la chèvre est celui

» qui procure à l'homme les secours les » plus prompts et les plus certains, les » plus précieux et les plus directs. Dans » les lieux qui n'offrent à l'œil attristé que » le spectacle de la misère, de la stérilité » la plus complète, sur les âpres montagnes, » comme sur les coteaux à peine ombra- » gés par de maigres arbrisseaux ou tapis- » sés par une herbe trop courte, trop peu » succulente pour servir de nourriture aux » autres animaux ; dans les landes arides » où l'homme trouve à peine de quoi vivre, » la chèvre est le seul adoucissement qui » lui soit donné dans les lieux inhospita- » liers.

» Dans le lait et les petits de la chèvre, il » y a ce qu'il faut pour oublier sa triste » position. Dans l'attachement que cet ani- » mal lui témoigne, il trouve l'affection » amicale qui manque autour de lui.

» Le sein maternel est-il flétri par la » pénurie, le chagrin ou les maladies qui » les suivent de près, la chèvre vient au » secours de l'enfant infortuné et se com- » plait dans cet acte de charité.

» Pour le remplir dignement, elle enchaine » sa pétulance, elle impose un frein à la » rapidité de ses mouvements.

» Etonnante bonté ! voyez-là s'approcher » avec un joyeux bêlement, elle met ses » mamelles à la portée du nourrisson » qu'elle adopte ; elle éprouve du plaisir à

» lui porter le premier aliment qu'il réclame, » à satisfaire son appétit, elle revient à lui » toujours empressée ; elle accourt au pre- » mier cri qu'elle entend, et s'acquitte sans » cesse de cette noble tâche, de ce devoir » de sentiment avec complaisance et affec- » tion.

» Quand une fois on a assisté à cette scène » touchante, le souvenir ne s'en efface plus, » et chaque fois que l'on rencontre une » chèvre, on sent battre son cœur, on est » prêt à lui rendre hommage.

» C'est en raison de cette inclination bien- » faisante que plusieurs médecins témoi- » gnent le désir de voir remplacer par des » chèvres les nourrices mercenaires, ces » femmes qui vendent leur lait aux enfants » abandonnés, à ceux que leurs mères » négligent par pure coquetterie et pour » obéir à la mode. »

Après de pareils tableaux, tracés par de tels maitres, que peut-on ajouter ? l'idée de se servir de la chèvre comme nourrice n'est pas nouvelle, comme on vient de le voir, suivant les temps et les circonstances; elle s'est présentée et se présente tous les jours aux jeunes mères avec plus ou moins d'attrait et d'opportunité. En l'examinant de près, on est frappé des services qu'elle peut rendre. Elle dénoue si simplement tant de difficultés insurmontables, que ce moyen séduit au premier abord et que plus on l'approfondit, plus on lui découvre d'utilité pratique et d'actualité pressante.

Ses mœurs sont donc exclusivement maternelles et prédominent dans son naturel. Sa pétulance et sa liberté d'allures se transforment selon nos besoins. Cet animal, le plus sauvage en apparence, devient le plus docile en réalité. Chose curieuse et digne de remarque, elle enchaine ses instincts sans les abdiquer jamais.

Elle craint le froid et les grandes chaleurs ; elle aime les bons traitements et se contente de peu.

Elle est aujourd'hui la seule ressource du pauvre, elle sera demain la seule ressource du riche, au point de vue de l'allaitement des nouveaux-nés.

## CHAPITRE IX

### NOURRITURE ET LOGEMENT

Toutes les plantes que rejettent les autres animaux, la chèvre s'en contente et mange presque toutes les plantes vénéneuses sans en être aucunement incommodée.

L'expérience a démontré que, nourrie en domesticité, elle donne plus de lait qu'en allant aux champs ; d'ailleurs, il y a une perte réelle d'engrais ; de plus, on doit l'éloigner des endroits cultivés, tels que blés, vignes, taillis, bois, parce qu'elle broûte avec avidité la jeune pousse et qu'elle leur porte un très-grand préjudice : tout arbre jeune, arbuste ou arbrisseau qui tombe sous sa dent est sacrifié.

Un espace de deux mètres carrés, un petit râtelier pour les fourrages, un petit baquet mobile au-dessous de ce râtelier et un peu de paille fraîche tous les deux jours, suffisent pour son habitation et pour son ameublement. Le petit baquet sert de vase pour sa boisson deux fois par jour. Il doit être d'une capacité de cinq à six litres au moins, et il sert de réservoir également pour contenir les racines coupées en tranches, les recoupettes, son, farine, tourteaux, débris cuits et eaux farineuses, etc.

On peut la laisser libre dans sa demeure qu'on lui nettoyera toutes les semaines régulièrement. Si, pour la traire deux fois par jour, elle n'est pas docile envers une personne nouvelle, on lui tient un collier muni d'un anneau et on l'attache au râtelier pendant le temps que dure la traite.

En hiver, dix livres par jour, en deux fois, de fourrage sec, avec un peu de son, de farine, suffisent pour sa nourriture. Une pincée de sel dans son eau du matin lui fait plaisir ; enfin, dans la journée, on lui donne les débris végétaux que l'on peut réserver à son intention.

En été, vingt livres par jour, en trois fois, de fourrages verts, plantes potagères, feuilles, légumes, bourgeons, épines, ronces, buissons, l'entretiennent dans de bonnes conditions. Dans le Lyonnais, on récolte avec soin les feuilles de vigne, on conserve la grappe de raisin et on sait lui ménager une nourriture d'hiver qu'elle affectionne beaucoup.

Des personnes honorables ont objecté la difficulté, dans les grands centres, pour le petit ménage, de loger une chèvre. Il y a du vrai dans cette objection, mais on oublie que la chèvre est un animal relativement propre et que, bien tenu, on pourra souvent le loger là où on croit trouver une impossibilité

Les impossibilités réelles, véritables, seront atténuées par les Pouponnières, par les Crèches, par les Sociétés maternelles. Et c'est pour secourir ces deshérités de la fortune que ces établissements se fondent partout où le besoin existe. Mais, à côté de ces impossibilités, le plus petit réduit, la nourriture la plus frugale, la moins dispendieuse, tout devient facile et bien autrement facile que de loger et de nourrir une nourrice mercenaire ; enfin, bien nourrie comme ci-dessus et ne lui refusant pas les pommes de terre cuites, mêlées avec du son ou de la farine, on entretient et on prolonge sa lactation jusqu'au dernier mois de sa gestation, et il y a seulement deux ou trois jours d'intermittence à l'époque où elle demande à se rapprocher du bouc.

Elle est si peu exigeante et se contente de si peu, que toute personne ayant un cheval trouvera facilement à la loger et à la nourrir sans qu'il en coûte pour ainsi dire.

Toute personne ayant un chien de forte taille, dispendieux et mal propre, souvent inutile, trouvera facilement à le remplacer par une chèvre, toujours utile et relativement plus propre.

Enfin, vouloir c'est pouvoir, et il est difficile d'admettre qu'on ne puisse pas se gêner un peu pour loger un animal qui, en définitive, demande moins d'espace qu'aucun autre.

Une fois l'an, on aura soin de lui rogner les ongles de ses pieds que la stabulation laisse pousser démesurément et empêche de s'user.

## CHAPITRE X

### MANIÈRE D'UTILISER LA CHÈVRE-NOURRICE

Pour un observateur sérieux, le développement et la position des mamelles de la chèvre indiquent déjà, sans idée préconçue, qu'elle est destinée au rôle de nourrice.

Buffon, E. Guérin, l'abbé Rozier, Saint-Vincent-de-Paul, l'ont conseillée comme telle ; de nos jours, les Pouponnières, les Crèches, les particuliers, font entrer ce conseil dans le domaine des faits accomplis. La manière de l'utiliser est donc très-simple ; mais les grands établissements hospitaliers, n'étant pas mus par le même esprit qu'un individu, l'utiliseront plus difficilement ; agissant dans l'intérêt général, ils atteignent un résultat plus lent que l'initiative individuelle qui agit dans son intérêt particulier. D'un autre côté, ces grands établissements, ayant une grande responsabilité, doivent attendre le jugement du grand tribunal de l'opinion publique.

Voici donc comment on procède :

On prend l'enfant sur le bras droit ou gauche, comme si on voulait lui offrir l'un ou l'autre sein, on le présente à la chèvre qui le flaire d'abord le plus souvent, puis on le place sous elle; de telle façon que le bras droit qui soutient l'enfant, se trouve entre les mamelles et les jambes de derrière de l'animal qui ne peut faire aucun mal, en admettant qu'il fasse des difficultés les premières fois, ce qui est rare.

Pour préciser la chose, admettons la chèvre la plus rebelle, tourmentée en été par les mouches dont elle redoute les piqûres, inquiétée par la présence d'un chien son ennemi, ou agitée par des bruits insolites ; dans ces cas extrêmes, on l'attache court, on présente l'enfant comme nous l'avons dit et, de la main libre, on approche de la bouche de l'enfant le trayon en le pressant un peu, exactement comme le font la mère et la nourrice chaque fois qu'elles veulent donner à téter à un nouveau-né.

Dès le début, la succion se trouve favorisée et l'enfant l'effectue ensuite de lui-même dès qu'il a senti la première goutte de lait arriver dans sa bouche.

Il arrive quelquefois que les mouvements de l'animal font sortir sa mamelle de la bouche de l'enfant, trop faible encore pour la retenir ou pour la reprendre ; dans ce cas, la main libre de la personne doit y veiller les premières fois, en maintenant l'extrémité dans la bouche de l'enfant pendant qu'il tête.

Ces simples précautions préliminaires, toutes naturelles, bien observées les deux ou trois premières fois, il n'y a pas de chèvre qui ne veuille se prêter au rôle de nourrice, surtout si, à ces petits moyens, on sait y ajouter quelques caresses, de bons traitements ou quelques friandises (morceau de pain, etc.)

Après deux ou trois séances, l'enfant et l'animal ont fait connaissance, la chèvre remue moins, l'enfant s'y prête mieux et le reste va de soi-même, subordonné à la plus ou moins grande dextérité de la personne chargée de l'enfant.

Plus tard, chaque fois que la chèvre entendra crier l'enfant, et d'aussi loin qu'elle pourra l'entendre, elle se rendra d'elle-même auprès de lui, si elle est libre, et manifestera son impatience d'arriver si elle est attachée.

Maintes fois, nous avons vu des chèvres se laisser téter dès la première fois, sans être attachées, ni tenues, ne bougeant pas, soit en plein air, soit en plein champ, ou dans une chambre. D'autres fois, nous en avons vu, mettant d'elles-mêmes les deux pieds de devant sur une petite table, haute de trente centimètres, position très-avantageuse et pour la personne et pour l'enfant.

D'autres fois, la chèvre saute sur une table sur laquelle se trouve l'enfant dans son berceau, elle se pose d'elle-même, approche elle-même ses mamelles à la portée de la bouche de l'enfant qui les attire avec ses mains et s'en empare avec sa bouche.

Tous ces tours de force sont superflus, les faits simples, naturels suffisent. On présente l'enfant à l'animal attaché ou tenu par la barbiche, on le lui soumet la tête appuyée sur le bras droit, de la main gauche on amène dans la bouche de l'enfant un des trayons légèrement pressé et on l'y maintient la première fois pendant tout le temps que l'enfant tète.

Quand il est satisfait il s'endort et, la seconde fois, on a soin de lui présenter l'autre trayon de façon à dégorger alternativement les glandes mammaires. Dès les premiers jours on fait téter l'enfant cinq à six fois par jour et deux fois la nuit. Bientôt on habitue l'enfant à se passer de la chèvre la nuit en lui donnant à téter tard le soir et tôt le matin.

## CHAPITRE XI

### DES PROPRIÉTÉS MÉDICALES ET THÉRAPEUTIQUES DE LA CHÈVRE-NOURRICE

Dans un chapitre précédent, nous avons vu comment la chèvre satisfait les *desiderata* de la société actuelle, en faisant disparaître cet arsenal de drogues dont on gorge la première enfance. Les préparations iodées, les huiles infectes, les sirops ferrés, etc., n'ont pas modifié une seule constitution, tandis que quinze jours d'allaitement par la chèvre sont préférables à tous les arcanes pharmaceutiques.

Non-seulement elle est réfractaire à la syphilis; mais nous avons vu et suivi trois enfants manifestement syphilis, sauvés, guéris exclusivement par l'allaitement direct de la chèvre, sans les secours d'aucun traitement mercuriel. Deux de ces enfants, après avoir languis les premiers mois, sont très-bien portants; l'un habite dans le voisinage de M. de Chabrol, député et l'autre dans la campagne.

Le troisième a fini par succomber; mais il est à remarquer que tous les enfants syphilis succombent dans les trois premiers mois après avoir contaminé leurs nourrices, tandis qu'ici, il en est mort un sur trois en laissant sa nourrice indemne (la chèvre), tandis que chacun de ces enfants aurait contaminé une nourrice, etc., etc.

Tous les médecins savent que les enfants qui sont syphilisés constitutionnellement, c'est-à-dire qui naissent avec la syphilis congéniale, contaminent leur nourrice, qui s'inocule le virus par le sein, avant qu'aucun symptôme extérieur soit venu confirmer leur état syphilitique. De telle sorte qu'une nourrice, sans s'en douter et sans qu'aucun médecin puisse l'en prévenir, contracte une maladie qui existe chez l'enfant, mais qui ne devient évidente que vers la fin du premier mois et même plus tard.

Quand les premiers symptômes apparaissent, on peut bien chercher à soustraire la nourrice aux tristes conséquences de cette maladie ; mais il est trop tard, il y a un mois que cette nourrice donne son sein à l'enfant infecté. Il meurt dans les trois premiers mois et il laisse une nourrice en proie à une maladie qui parcourt ses périodes chez elle, exactement comme si elle l'avait contractée dans un rapprochement impur.

La médecine humaine est impuissante pour prévenir ce triste état de choses. Eh bien ! ce que le médecin le plus prévoyant ne peut pas prévoir, ce à quoi il ne peut pas remédier, la chèvre y remédie le plus heureusement du monde et voici comment elle y remédie :

Anatomiquement parlant, le tissu du mamelon de la femme est extensible, mou, relâché, s'ulcère facilement et se prête à toute absorption. Par conséquent, il est susceptible d'absorber, même sans être ulcéré, tous les virus qu'un enfant en tétant pourra y déposer par les glandes salivaires.

Le tissu du trayon de la tétine de la chèvre, au contraire, est d'une structure contractile, dense, serrée et ne se prête à aucune absorption, même ulcérée.

Si cette explication ne suffit pas, il y a les faits, les faits nombreux ; il y a le témoignage de médecins compétents, que veut-on de plus ?...

Non-seulement la chèvre est réfractaire, et nous le répétons bien haut, mais elle est un antidote, un vrai spécifique contre les maladies virulentes. L'inoculation par la lancette chargée de virus ne s'effectue pas, elle est donc réfractaire intùs et extrà. Cette qualité seule, qui doit lui concilier tous les suffrages, pourrait bien résider dans la subtilité de l'odeur du bouc dont tous ses tissus sont imprégnés.

Mais si, pour un moment, on voulait méconnaître ses propriétés médicales naturelles, elle se prêterait encore à la syphilio-thérapie et à la thérapeutique de la première enfance, bien mieux qu'une nourrice, car, par une alimentation appropriée, la lactation se modifiera au gré du médecin, tandis qu'une nourrice est souvent rebelle aux prescriptions médicales, quand il s'agit surtout de la médicamenter au profit d'un nourrisson.

## CHAPITRE XII

### EXPÉRIENCES OFFICIELLES ATTESTATIONS DE MÉDECINS LES PLUS AUTORISÉS

1° Le 22 août 1874, M. le Directeur général de l'Assistance publique, sur la proposition de MM. A. Guerin et Moissenet, médecins de l'Hôtel-Dieu de Paris et membres du

Conseil de surveillance des hôpitaux, a ordonné l'expérimentation de l'allaitement par la chèvre sur deux nouveaux-nés, présentant des caractères de maladies contagieuses. L'expérimentation a duré six mois. Tentée sur deux nouveaux-nés choisis dans les conditions les plus extrêmement désavantageuses, elle a été couronnée d'un plein succès et le rapport officiel a été adressé, le 25 janvier 1875, à M. le Directeur général.

2° Le 14 janvier 1875, dans une lettre adressée à un de ses confrères, voici comment s'exprime M. le Docteur Boudet, médecin à Saint-Pourçain (Allier) :

« Toujours, sous nos yeux, la chèvre est venue heureusement suppléer au lait de la mère, insuffisant ou manquant tout à fait, et il en est résulté pour l'enfant une nutrition abondante et saine.

« L'allaitement direct par la chèvre nous a semblé supérieur au biberon, en ce que le lait, toujours de même composition, conserve une égale température et que les repas sont mieux réglés.

« Presque toujours, il est vrai, la tendre sollicitude d'une mère ou d'une grand'mère, veillait aux soins réclamés par le nourrisson.

« Ce système d'allaitement devrait encore, à mon sens, mériter la faveur de ceux qui ont reçu mission de veiller, à Paris, sur les enfants assistés, sur l'entrée dans la vie de ces pauvres petits êtres déshérités.

« Par ce système, il serait possible en effet de prévenir des transmissions fâcheuses et d'éviter aux nouveaux-nés trop chétifs, de subir immédiatement les transports au loin, généralement si meurtriers. »

3° Le 18 janvier 1875, M. le Docteur Grellet, médecin à Menat (Puy-de-Dôme), s'exprime ainsi, dans une lettre que nous avons sous les yeux :

« Dans nos campagnes, il n'est pas rare, le plus souvent par suite de maladie de la mère, que des enfants soient allaités par des chèvres.

« Je n'ai jamais entendu dire qu'un enfant, soumis à ce régime, ait dépéri. Au contraire, tous ceux dont on m'a parlé, se sont parfaitement développés à toutes les périodes de leur existence.

Ce moyen n'est pas une expérience hasardeuse, il est exempt des dangers et conforme d'ailleurs aux données de l'hygiène et de la physiologie.

« En dehors de l'allaitement maternel, je le crois préférable à tous les autres modes d'alimentation des nouveaux-nés. »

4° Le 8 octobre 1874, à six heures du matin, M. de Champrobert, habitant le château de la Verneuille, commune de Cognat-Lyonne (Allier), nous tenait le langage suivant :

« Monsieur, madame de Champrobert, est accouchée un mois avant terme. Son enfant a un mois, voilà trois nourrices que nous essayons, mon enfant est très-mal, pouvez-vous me procurer une chèvre-nourrice.

» A l'instant même, M. de Champrobert, a emmené avec lui une chèvre-nourrice, blanche, sans cornes. Aujourd'hui, l'enfant est sauvé et se porte aussi-bien que possible. Voici la lettre qu'il nous écrit à ce sujet.

« MONSIEUR,

« C'est pour moi une véritable satisfaction de venir vous dire les beaux résultats obtenus par la chèvre-nourrice. Mon enfant, né très-faible, se développe chaque jour.

« Permettez-moi, monsieur, de souhaiter à vos travaux, le succès que mérite la noble pensée qui vous anime.

« *La Verneuille, le 10 janvier 1875.*

« Signé : DE CHAMPROBERT ✠ »

5° Le 15 décembre 1874, M. le Docteur Goigoux, médecin à Manzat (Puy-de-Dôme), nous écrit la lettre suivante :

« MON CHER CONFRÈRE,

« J'atteste que la chèvre, au point de vue de l'allaitement des nouveaux-nés, est appelée à rendre de grands services et à préserver nos populations rurales des dangers de contamination qui se produisent, malgré la plus grande surveillance et entraînent au sein des familles les résultats les plus affligeants.

» Dans ma clientèle, deux enfants envoyés en nourrice, dans un état de santé déplorable, ont été tous les deux allaités par la même chèvre et aujourd'hui leur santé, quoique altérée dès le principe, est relativement bonne.

» Aussi la question de la chèvre-nourrice est à mes yeux d'un immense intérêt, au point de vue de la mortalité des nourrissons et de la sécurité des familles.

6° Le 12 janvier 1875, M. le Docteur Baratier, médecin à Bellenaves, s'exprime ainsi :

« Dans ma clientèle, j'ai maintes fois reconnu les bons effets de la chèvre ; non-seulement elle aide à peu de frais aux besoins du ménage, mais concourt aussi avec ou sans la mère à l'élevage des enfants. Au lieu du lait rare et pauvre de nourrices épuisées et malsaines, la chèvre procure un aliment sain et abondant.

« Quant aux enfants contaminés, il est inutile d'insister pour montrer quels seraient les avantages de la chèvre-nourrice, qui me paraît le seul moyen d'éviter bien des accidents et bien des récriminations. »

Les témoignages de médecine compétente et les attestations de personnes reconmandables sont tellement nombreux, que l'auteur en remplirait volontiers un gros volume, mais inutilement et trop onéreux pour lui.

Terminons par un dernier exemple concluant :

7° Mme Bergeras, dont le mari exerce honorablement la médecine à Neuilly-le-Réal (Allier), à l'âge de vingt ans, est accouchée, le 2 juillet 1852, de deux enfants jumeaux de sexes différents. Ces enfants étaient nés faibles, délicats, le garçon un peu plus fort que la fille, qui ne pesait que six cent vingcinq grammes.

Mme Bergeras, d'une bonne et forte constitution, voulut nourrir ses deux enfants.

Pendant deux mois elle put suffire à cet allaitement ; mais les enfants en profitant étaient devenus voraces ; alors, pour venir à son aide et à son insuffisance de lait, on lui donna pour auxiliaire une chèvre-nourrice.

La mère et la chèvre, à partir de ce jour, ont nourri les deux enfants alternativement.

On tenait les deux enfants sous la chèvre, ils tétaient simultanément, à qui mieux mieux ; ensuite, la chèvre s'y prêta à tel point que, d'elle-même, elle leur donnait à téter.

Elle en était même arrivée à sauter sur le lit pour arriver plus vite près de ses nourrissons.

Cependant, on la tenait proprement dans un endroit assez éloigné de la chambre des enfants, et il fallait monter une vingtaine d'escaliers pour y arriver.

Les enfants ont été nourris de cette manière, l'un onze mois, l'autre douze. Ils sont tous les deux bien portants, arrivés à vingt-deux ans et en bonne santé.

L'auteur accueillera avec reconnaissance, toutes les communications du même genre qu'on voudra bien lui adresser.

## CHAPITRE XIII

### CONCLUSION

Si ce simple exposé renferme des faits que chacun peut vérifier, si ces faits ont une importance acquise qui ne peut être révoquée en doute, nous affirmons de plus que ces faits ne sont que le prélude des avantages que l'on peut retirer de la chèvre-nourrice.

Les médecins, les pharmaciens, les sages-femmes, nous ont déjà compris ; mais le public, notre juge souverain, a besoin de vérités mille fois démontrées.

Nous le prions donc de vouloir bien se demander à lui-même, si, de tous les animaux domestiques, la chèvre n'est pas le seul et unique qui réunit le mieux les conditions d'allaitement direct ?

La position de ses mamelles, l'abondance de son lait, sa facile domestication, son faible entretien, sa taille, son attachement, etc., etc., tout semble le désigner de préférence à tout autre moyen, quand il s'agit de suppléer la mère malade ou absente.

Les observations, les attestations, les exemples cités, relatés dans ce petit opuscule, ne sont pas le produit d'une imagination dominée par un sujet, ils sont le résultat pratique d'observations, d'expériences faites avec soin, pendant huit années, sur un nombre considérable de nouveaux-nés.

Ce n'est donc pas un livre que nous offrons au public, c'est un guide sûr, certain, conduisant à une vérité pratique.

Cette vérité bien comprise ramène, à un nombre normal, le chiffre de la mortalité de la première enfance ;

Cette vérité renferme le moyen d'améliorer, nous pourrions dire de guérir, les constitutions lymphatiques, rachitiques, scrofuleuses ;

Cette vérité supprime radicalement la propagation des maladies transmissibles.

Si ces qualités ne suffisent pour recommander notre travail au public du XIX^e^ siècle, le temps se chargera de le transmettre aux générations futures, et la nécessité l'imposera envers et contre tous les obstacles de quelque nature qu'ils soient.

Nous tenons donc, à la disposition des médecins, des pharmaciens, des sages-femmes, à la disposition du public, la chèvre-nourrice, blanche, sans cornes (espèce cachemire).

www.ingramcontent.com/pod-product-compliance
Lightning Source LLC
LaVergne TN
LVHW020048170826
845678LV00001B/487

* 9 7 8 2 3 2 9 6 9 0 3 1 5 *